AF454649

DES INDICATIONS

DES EAUX

DE CONTREXÉVILLE

PAR

Le Dr DEBOUT D'ESTRÉES

Médecin inspecteur

CAUSERIE-CONFÉRENCE

Faite le 27 août 1888 devant la Caravane hydrologique
organisée par la SOCIÉTÉ FRANÇAISE D'HYGIÈNE

PARIS

GEORGES CARRÉ, ÉDITEUR

58, Rue Saint-André-des-Arts.

1889

DES INDICATIONS

DES EAUX

DE CONTREXÉVILLE

PAR

Le Dr DEBOUT D'ESTRÉES

Médecin inspecteur

CAUSERIE-CONFÉRENCE

Faite le 27 août 1888 devant la Caravane hydrologique
organisée par la SOCIÉTÉ FRANÇAISE D'HYGIÈNE

PARIS

GEORGES CARRÉ, ÉDITEUR

58, Rue Saint-André-des-Arts.

1889

DES INDICATIONS

DES

EAUX DE CONTREXÉVILLE

Pardonnez-moi, Messieurs, en commençant cette confé-rence que je ferai aussi brève que possible, car tous vous connaissez déjà, et la composition chimique et les indica-tions des eaux calciques lithinées ferrugineuses de Con-trexéville, pardonnez-moi, dis-je, de vous citer une fois de plus le mémoire que Bagard, le savant médecin du roi de Lorraine, Stanislas, présenta le 10 janvier 1760 à la Société des Sciences de ce Royaume.

Dans ce mémoire, Bagard résume fort bien les proprié-tés de la source du *Pavillon*, et cette source précieuse est le prototype de nos eaux. Ce n'est du reste que sur leur ressemblance plus ou moins éloignée avec elle, que les sources voisines, soit ici même, soit dans les stations que vous venez de visiter, ont pu s'appuyer pour arriver à la notoriété. Je n'entreprendrai aucun parallèle, me bornant à vous faire connaître les résultats cliniques con-signés par les nombreux auteurs qui ont écrit sur cette Station, en vous faisant observer, cependant, que tous les travaux publiés à Contrexéville s'appuient exclusivement sur des faits recueillis à cette même source.

J'en tiens, d'ailleurs, la bibliographie complète à la disposition de ceux d'entre vous qu'elle pourrait intéresser et la remettrai à votre très zélé secrétaire.

Le médecin du roi de Lorraine décrivait ainsi les propriétés thérapeutiques des eaux de Contrexéville:

« *Ces eaux sont souveraines dans les maladies des reins, des urétères de la vessie et de l'urèthre, telles que la pierre, la gravelle, les glaires et les suppurations. Nous osons avancer que ces eaux sont souverainement efficaces contre la pierre qu'elles détachent et font sortir lorsqu'elles ne sont que d'une grosseur médiocre; qu'elles ont la propriété de dissoudre en fragments celles qui sont plus grosses et d'une nature plâtreuse. Nous conservons une liste de personnes de tout âge qui ont rendu, depuis plusieurs années, des pierres par l'action de ces eaux.*

Elles sont bonnes pour prévenir les retours de la goutte, en rétablissant la souplesse des nerfs et des parties membraneuses desséchées par les humeurs de la maladie.

Comme ces eaux contiennent des parties ferrugineuses, un acide minéral et du savon, elles seront très utiles dans les cas d'épaississement de la bile et dans les obstructions du foie avec d'autant plus de raison que ces eaux ont la vertu purgative. »

Cette citation, où se retrouve le style médical de l'époque, donne en effet très nettement les indications de Contrexéville qui déjà était fréquenté non seulement par les malades atteints de *gravelle* et de *catarrhe vésical*, mais aussi par ceux qui souffraient de la *goutte* et de *maladies du foie.*

Seul, le *diabète* qui se trouve si bien de la cure de Contrexéville ne figure pas dans cette nomenclature. Mais il était peu connu et surtout peu étudié au siècle dernier, et mes confrères vous diront combien souvent aujourd'hui encore, il leur arrive de découvrir dans les analyses qu'ils font avec un soin tout particulier, des diabètes plus ou moins accentués chez des malades qui ne le soupçonnaient pas.

C'est donc en les classant par ordre de fréquence :
la gravelle,
la goutte,
le catarrhe vésical,
le diabète,
et la lithiase biliaire,
qu'on rencontre autour de la source du Pavillon comme
il vous sera facile de vous en rendre compte *de visu* demain
matin.

Comment agit l'eau minérale dans ces diverses maladies ?

A quelles variétés de ces diverses affections s'adressent-
elles plus particulièrement ?

Telles sont, je crois, Messieurs, les questions que j'ai à
résoudre devant vous qui vous inspirez dans cette visite
des divers établissements thermaux, des résultats pratiques
que vous pourrez en tirer dans votre clientèle et des béné-
fices qu'en peuvent attendre vos malades.

Comment agissent les eaux de Contrexéville.

On n'a pas jusqu'ici expliqué ce mode d'action d'une
manière satisfaisante, et c'est pour remplir ce *desideratum*
qu'au cours d'une discussion avec M. Durand-Fardel, j'ai
rapporté les expériences de physiologie expérimentale
tentées par moi à Paris et à Londres pour expliquer l'action physiologique de l'eau de la source du Pavillon. Sans
entrer dans le fond de la discussion, je ne puis cependant
me dispenser de joindre ma protestation à celle de nos
collègues de la Société d'hydrologie contre la prétention
non justifiée du savant médecin de Vichy. — En effet,
M. Durand-Fardel voudrait réserver au bicarbonate de
soude la spécialisation de la diathèse urique.

Sans répéter le plaidoyer chaleureux fait par notre col-
lègue, le Dr Caulet inspecteur de Saint-Sauveur, en faveur
de la chaux et de son action dans la diathèse urique, je

me bornerai à rappeler aux partisans de cette théorie que le parlement d'Angleterre décernait au siècle dernier une récompense nationale, à la chaux comme traitement de la diathèse urique. Cette récompense fut attribuée, comme vous le savez, au remède de Mlle Stevens qui consistait en coquilles d'œufs pilées. Cette pauvre chaux a donc ses parchemins bien en règle.

La physiologie et la clinique sont d'accord pour établir que l'eau de Contrexéville possède deux propriétés : l'une *expultrice* résultant d'une action sur la fibre lisse en général, aussi bien dans le canal intestinal que dans l'appareil urinaire ou biliaire.

L'autre *altérante* agissant sur la crase du sang à la manière des alcalins en général.

L'injection intraveineuse d'eau de la source du Pavillon sur des animaux m'a montré au laboratoire de la Faculté de Paris qu'elle stimulait la contraction intestinale.

Elle m'a montré à Londres grâce à l'obligeance du Dr Roy de *Brown Institution* qu'elle provoquait une contraction énergique du rein et augmentait la sécrétion urinaire.

Cliniquement ces deux faits sont démontrés par l'action laxative des eaux, que n'expliqueraient pas les 30 centigrammes de sulfate de soude et de magnésie que contient notre analyse.

Elle est établie, en ce qui concerne les voies urinaires et biliaires, par les expulsions de graviers que nous constatons journellement, ainsi que par les résultats obtenus dans l'incontinence d'urine des enfants, et dans le catarrhe vésical des vieillards; (Civiale le premier en 1837 attira l'attention sur ce dernier point).

Ces résultats sont connus et non discutés; vous pourrez facilement les contrôler à la source même; quant à l'action altérante, quoique plus difficile à mettre en relief, vous la constaterez également. En effet, interrogez un de nos goutteux, interrogez un de nos diabétiques, ils vous diront que pendant *et après leur cure*, j'insiste beaucoup sur ce dernier point, ils éliminent une certaine quantité d'acide urique, et à la suite de cette élimination leurs articulations s'assouplissent ou leur sucre disparaît. Cette élimination de l'acide urique dans la quinzaine qui suit la cure, n'est certes pas un lavage, ni un récurage, comme on l'a dit à tort, mais c'est bien une action altérante au premier chef.

A quelles variétés de gravelle, goutte, diabète, etc. s'adresse plus particulièrement Contrexéville ?

Nous allons nous efforcer de répondre le plus nettement possible à cette seconde question en examinant successivement toutes les affections que vous rencontrerez autour de la source.

1° *Gravelle.* — Je ne crois pas nécessaire de m'étendre longuement à ce sujet. Les nombreux graveleux que vous coudoierez autour de la Source du Pavillon se chargeraient de vous répondre si vous ne saviez déjà que, comme l'a dit un auteur dont je regrette d'avoir oublié le nom : « Qui dit Contrexéville dit gravelle ». Vous y trouverez des graveleux uriques des deux sexes, et de tous les âges, car je me rappelle que notre confrère Aymé y a donné des soins, il y a quelque dix ans, à un graveleux de quinze mois ayant eu des coliques néphrétiques, et le dernier malade que j'ai vu ce matin n'a que douze ans. Quant aux échantillons de graviers expulsés, demandez à mes confrères et ils se feront un plaisir, ainsi que moi, de mettre sous vos yeux les joyaux de leur collection. Vous savez tous que la gravelle phosphatique est le triomphe de Contrexéville qui produit ce phénomène quelque peu paradoxal au premier abord, d'une eau alcaline qui acidifie des urines alcalines. Cela tient tout simplement, comme vous le comprenez facilement, à ce que la sécrétion urinaire est rétablie dans ses conditions normales par la cure hydrominérale.

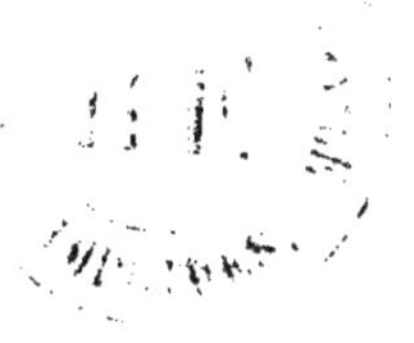

Quant à la gravelle oxalique, cette maladie des nerveux et des dyspeptiques, dont les concrétions produisent invariablement des hématuries rénales et sont si longues à détacher des reins, vous verrez, sur un des exemples types que je place sous vos yeux, comment pendant la cure, l'oxalate de chaux fait peu à peu place à l'acide urique qui, la plupart du temps, est seul expulsé à la fin de la cure.

Je ne vous parlerai pas des raretés et en particulier de calculs se fragmentant spontanément, et cependant j'aurais d'intéressants spécimens à vous montrer sans compter le fait très remarquable qu'a observé en 1878 mon confrère le Dr Boichox. Mais cela nous entraînerait au delà des limites de cette causerie.

2° *La goutte.* --- Quoique la goutte aiguë franchement articulaire obtienne d'excellents résultats de l'élimination d'acide urique produite par le traitement hydro-minéral, c'est surtout dans la goutte *atonique* et dans les manifestations abarticulaires de la goutte, soit *viscérales*, soit *glandulaires*, que Contrexéville compte ses plus beaux succès.

Tout dernièrement encore, j'aurais pu vous montrer trois spécimens fort intéressants de ces diverses variétés de goutteux. — L'un d'eux, M. L. a depuis 1885 laissé à l'hôtel Harmand qu'il habitait, les béquilles auxquelles il était condamné depuis plusieurs années, et l'hiver dernier, bien qu'étant repris d'un accès de goutte à la suite d'une chute sur le verglas, son accès terminé, il retrouvait la mobilité de ses articulations qu'il devait à l'usage de l'eau de Contrevéville. — Un second, le baron de X, figure très connue de Contrexéville, n'a pas eu depuis six ans d'accès de goutte et cependant quand vous aurez vu la photographie que je place sous vos yeux vous me direz si vous avez souvent vu pareilles déformations goutteuses.

Enfin, le dernier que j'aurais voulu voir aujourd'hui au milieu de nous, est le vaillant patriote messin, M. le Député

Antoine, auquel son expulsion brutale d'Alsace-Lorraine valut une otite goutteuse d'une intensité exceptionnelle.

3° *Le catarrhe vésical.* — Comme pour la gravelle, il me semble inutile d'insister sur les résultats obtenus dans cette maladie, diminution du nombre des mictions, éclaircissement progressif des urines, réveil de la contractilité vésicale, voici ce que la clinique fournit à cet égard ; dans certains cas le résultat est surprenant et en particulier dans celui qu'a cité le Dr Cruise, président du Collège des médecins d'Irlande.

Cet éminent praticien rapporta le 29 mai 1885 devant l'Académie de médecine de Dublin le récit de la cure d'une cystite chronique, ayant résisté à tous les traitements, par une seule saison de Contrexéville faite en 1877. L'intérêt exceptionnel que présente l'observation du Dr Cruise c'est que, la malade étant morte plusieurs années après sa guérison de sa cystite, d'une affection cérébrale, il put par l'examen *post mortem* se rendre compte de l'état des reins et de la vessie qu'il trouva parfaitement sains.

4° *Le diabète.* — C'est dans le diabète goutteux que l'on rencontre d'ailleurs quatre-vingt-dix fois sur cent, que Contrexéville est nettement indiqué. — On ne connaît pas assez cette application, pourtant si rationnelle, de l'eau de la source du Pavillon.

Un malade arrive avec une quantité de sucre de trente, quarante et même cent grammes dans des urines claires et sans aucun dépôt, après huit jours de traitement le sucre a diminué de moitié et l'acide urique commence à se montrer sous forme d'un nuage léger en cristaux microscopiques, après quinze jours le sucre a généralement disparu et l'acide urique apparaît visible à l'œil nu sous forme de sable rouge plus ou moins gros. Tous mes confrères vous diront, comme moi, qu'ils constatent journellement ce fait dans leurs laboratoires. Sans entrer dans une discussion hors de saison sur la nature du diabète, je me bornerai à vous dire :

La clinique de Contrexéville montre que tout diabétique qui rend de l'acide urique voit son sucre disparaître sous l'influence de la cure.

Les diabétiques qui n'expulsent pas d'acide urique, et ils sont fort rares, voient leur sucre diminuer mais jamais disparaître. Je n'en ai vu qu'un seul exemple cette année et encore le sucre était-il tombé de 82 grammes à 11 grammes par litre.

L'opinion de Marchal, de Calvi, sur la communauté d'origine du diabète et de la diathèse urique, n'a pas de meilleur criterium que la cure de Contrexéville, et le fait que j'ai rapporté dans le journal *The Lancet* le 22 mai 1886 en est un exemple frappant. Sans le relater, je me bornerai à vous montrer le résultat de trois analyses faites pendant la cure, vous verrez que le microscope et le polarimètre donnent raison à cette théorie, car à mesure que l'acide urique apparaît le glycose diminue et cependant le malade n'avait ni goutte, ni gravelle, ni antécédents goutteux.

5° *Les coliques hépatiques.* — Expulser les concrétions contenues dans la vésicule biliaire et rétablir le cours de la bile tout en amendant chez les malades l'état général en même temps que l'état local : tel est l'effet constaté à Contrexéville dans la lithiase biliaire.

— L'effet laxatif produit par l'ingestion de l'eau, et dont il vous sera facile de vous rendre compte à la source même, en rend l'indication précise chez les hépatiques dont les fonctions intestinales ne se font pas.

— Par ses qualités reconstituantes l'eau de Contrexéville est nettement indiquée chez des malades que des crises nombreuses ont rendues anémiques. Telle est la conclusion d'un travail que j'ai lu en 1878 à la Société d'hydrologie de Paris, je n'ai rien à y ajouter si ce n'est que la malade qui figure à la première observation dont le cas était si grave que son mari, médecin distingué, la croyait à tort atteinte d'un cancer, cette malade, dis-je, a été si bien guérie par ses cures de 1876 et 1877 à Contrexéville d'une lithiase biliaire traitée en vain à Carlsbad en 1875, que le mois dernier elle m'informait que sa santé depuis 1877 était aussi satisfaisante que possible. Il est rare dans la pratique hydrominérale de pouvoir suivre pendant douze ans les résultats acquis surtout lorsqu'ils sont aussi complètement satisfaisants.

Je veux arrêter ici cette nomenclature et ne pas prolonger notre conférence ou plutôt notre causerie, car déjà ce matin votre bienveillante attention a été mise à réquisition.

Et cependant, que de faits intéressants j'aurais à vous citer au sujet des *prostatites* subaiguës ou chroniques, au sujet du *catarrhe utérin* dont je possède certaines observations des plus intéressantes.

Pour résumer en un mot les indications de Contrexéville, je vous dirai : *Indépendamment des maladies en quelque sorte spécialisées à Contrexéville, comme la gravelle et le catarrhe vésical, lorsque vous aurez affaire aux autres affections que je viens d'énumérer, n'hésitez pas à recourir à nos sources toutes les fois que votre malade goutteux hépatique ou diabétique sera suspecté d'hypoglobulie ou de tendance à l'anémie.*

Cette tendance à l'anémie, si commune de nos jours, a été fort judicieusement signalée par notre maître Trousseau qui s'élevait énergiquement contre l'abus des alcalins sodiques.

Nos cerveaux, surmenés par *le struggle for life*, nous ont donné l'anémie et les névroses que ne connaissaient pas nos pères, et, si aujourd'hui Mme de Sévigné revenait à Vichy, personne n'oserait plus, comme de son temps, lui faire commencer une cure par douze verres d'eau de la Grande Grille après l'avoir préalablement purgée et saignée !

Envoyez donc vos anémiés boire à la source du Pavillon, et ne leur dites pas qu'on y boit des douzaines de verres, gardez-vous surtout de les leur prescrire sans l'avis d'un de nos confrères de Contrexéville, car ils vous diront tous que bien que notre eau ait été judicieusement nommée par Patissier, dans son rapport à l'Académie « la grande amie de l'estomac », il ne se passe pas de saison qu'ils ne soient appelés auprès d'un malade qui, soit par forfanterie, soit faute de direction médicale, paye plus ou moins cher des excès de boisson.

Du reste, vous verrez par vous-mêmes demain autour de la source nos buveurs en plein exercice, et vous pourrez constater que la majorité d'entre eux ne dépasse pas 8, ou au plus 10 verres, que vers le quatrième la diurèse s'établit, que les effets laxatifs se chiffrent par deux à trois selles chaque matin. Tous vous diront qu'ils supportent fort bien cette véritable saignée urique, et que loin d'être débilités ils quittent Contrexéville reconstitués et tonifiés. Enfin sans vous décrire l'Établissement que vous venez de visiter, je me permettrai de vous demander si, soit dans votre excursion de l'an dernier, à Pougues. Saint-Honoré, Bourbon-Lancy, Bourbon-l'Archambault, Vichy, Néris, Chateauneuf, Royat, La Bourboule, Le Mondore et Saint-Nectaire, soit dans votre excursion de cette année en Suisse et dans les Vosges, vous avez trouvé une buvette, ou une Trinkhalle, mieux appropriée à sa destination que l'élégante coupole du Pavillon et ses annexes.

Vous me trouverez peut-être, Messieurs, très enthousiaste et très affirmatif; à cela je vous répondrai, que parvenu à ma vingt-et-unième saison de praticien à Contrexéville, soit comme médecin consultant, soit comme médecin Inspecteur, il est de mon devoir d'affirmer ce que j'ai vu. J'ajouterai de plus que si je me suis laissé aller à vous dire tout le bien que je pense de notre belle source c'est que, vous trouvant sur les lieux, vous pouvez contrôler mes assertions. Je suis heureux de les soumettre au contrôle de juges aussi autorisés que les délégués de la Société française d'Hygiène.

BIBLIOGRAPHIE

Dr BAGARD. — *Mémoire sur les eaux minérales de Contrexéville dans le bailliage de Darney en Lorraine*, lu à la Société royale des Sciences et Arts de Nancy, le 10 janvier 1760.

Dr THOUVENEL. — *Mémoire chymique et médicinal sur les principes et les vertus des eaux minérales de Contrexéville en Lorraine.* — Nancy. Babin, 1774.

Dr MAMELET. — *Notice sur les propriétés physiques, chimiques et médicinales des eaux de Contrexéville.* — Paris. J.-B. Baillière, 4 éditions, de 1825 à 1851.

HAXO. — *Coup d'œil sur les eaux minérales du département des Vosges.* — Epinal. 1837.

Dr TREUILLE. — *Des eaux minérales de Contrexéville et de leur valeur thérapeutique.* — Paris. 1859.

Dr LEGRAND DU SAULLE. — *La gravelle étudiée à Contrexéville.* — Paris. Savy, 1859.

— *Étude médicale sur Contrexéville.* — Paris. Delahaye, 1862.

— *Huit années de pratique médicale à Contrexéville.* — Paris. Savy, 1865.

Dr MILLET (de Tours). — *Une saison à Contrexéville.* — Paris. Savy, 1863.

Dr CAILLAT, médecin inspecteur des eaux de Contrexéville. — *Mémoire sur les accidents occasionnés par l'usage inconsidéré des eaux de Contrexéville*, couronné par l'Académie de Médecine en 1867.

— *Mémoire sur les effets consécutifs des eaux de Contrexéville*, couronné par l'Académie en 1868.

Dr BAUD. — *Contrexéville : Maladie des organes génito-urinaires et goutte.* — Paris, 1868.

Dr TAMIN-DESPALLES. — *Étude des urines à Contrexéville.* — Paris. V. Delahaye, 1877.

Dr LECLER. — *Des eaux minérales de Contrexéville-Mirecourt.* — Chassel, 1878.

Dr BRONGNIART. — *Contribution à l'histoire de la goutte viscérale.* — Paris. Delahaye, 1874.
— *Contribution à l'histoire du diabète goutteux.* — Paris. Delahaye, 1875.
— *Action de l'eau minérale de Contrexéville chez les calculeux.* — Paris. O. Doin, 1883.

Dr CRUISE. — *Notes of a visit to Contrexeville read before the Academy of medicine of Ireland.* — Dublin. Falconer, 1885.

Dr THIERRY. — *Les origines de la goutte.* — Paris. Doin, 1883.

Dr BOICHOT. — *Diathèse urique, goutte, gravelle, leurs complications. Diabète et albuminusie goutteux.* — Bruxelles. Ramlot, éditeur, 1887.

Dr MABBOUX. — *Contrexéville : Diathèse urique.* — Paris, 1888.

Dr MOUSTEU. — Contrexéville. Paris 1888.

Dr DEBOUT D'ESTRÉES, médecin-inspecteur. — *Des eaux minérales de Contrexéville et de leur emploi dans le traitement de la goutte, de la gravelle, etc.* — Paris. Ad. Delahaye, 1869.
— *Des gravelles rares.* — Paris. Delahaye, 1872.
— *Traitement de l'uréthrite chronique* par l'eau de Contrexéville. — Paris. Delahaye, 1874.
— *De la fragmentation spontanée des pierres dans la vessie,* communication au Congrès international de médecine de Bruxelles, 1874.
— *Des causes de la gravelle et de la pierre,* étudiées à Contrexéville, mémoire couronné par l'Académie de médecine (32 gravures). — Paris. Delahaye, 1876.
— *La gravelle pileuse,* communication au congrès international de Genève, 1876.

Dr DEBOUT D'ESTRÉES. — *Traitement des coliques hépatiques Contrexéville.* — Paris. Delahaye, 1878.

— *Analyse spectrale de l'eau de la source du Pavillon,* avec la collaboration de M. Wilm. — Paris, 1879.

— *Traitement de l'incontinence essentielle d'urine chez les enfants,* par l'eau de Contrexéville à l'intérieur, mémoire présenté à l'Académie de médecine, 1880.

— *Seize années de pratique médicale à Contrexéville.* (Étude clinique.) — Paris. Alcan, 1884.

— *La goutte des glandes,* travail présenté à l'Académie de médecine, mai 1885.

— *Medical Guide to Contrexeville.* — London. Churchill, 1885.

— *On the common origin of diabetes and the uric acid diathesis.* — Lancet, may 22, 1886.

— *On gouty parotitis and gouty orchitis,* paper read before the medico-chirurgical Society. — London, March 8th 1887.

— *Oxaluria.* Paper read before the Academy of medicine of New-York. — Nov. 20th 1888.

IMPRIMERIE CENTRALE DES CHEMINS DE FER. — IMPRIMERIE CHAIX.
RUE BERGÈRE, 20, PARIS. — 10138-5-9.